BEI GRIN MACHT SICH IHR WISSEN BEZAHLT

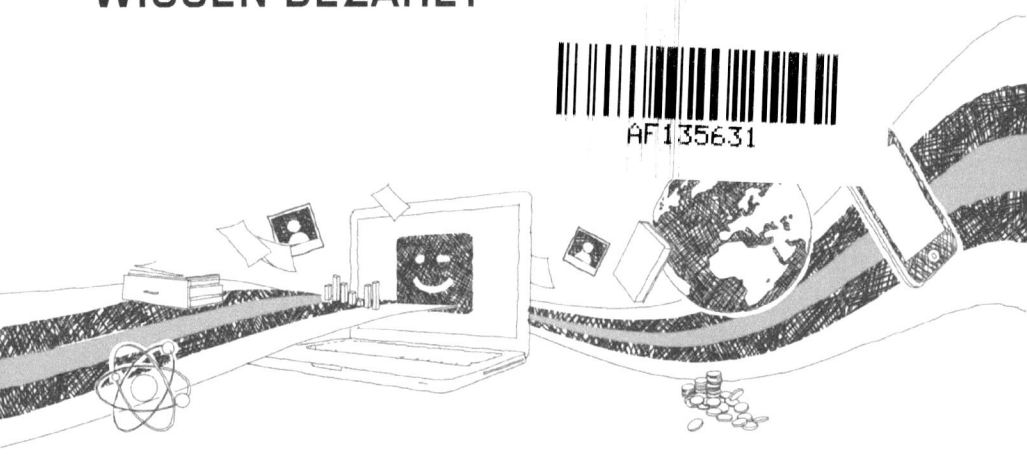

Bibliografische Information der Deutschen Nationalbibliothek:

Die Deutsche Bibliothek verzeichnet diese Publikation in der Deutschen National-bibliografie; detaillierte bibliografische Daten sind im Internet über http://dnb.d-nb.de/ abrufbar.

Impressum:

Copyright © 2001 GRIN Verlag, Open Publishing GmbH
Druck und Bindung: Books on Demand GmbH, Norderstedt Germany
ISBN: 9783640196692

Dieses Buch bei GRIN:

http://www.grin.com/de/e-book/1972/die-cholera-unter-beruecksichtigung-sozial-hygienischer-und-sozialmedizinischer

Kirsten Hermes

Die Cholera unter Berücksichtigung sozialhygienischer und sozialmedizinischer Aspekte

GRIN Verlag

GRIN - Your knowledge has value

Der GRIN Verlag publiziert seit 1998 wissenschaftliche Arbeiten von Studenten, Hochschullehrern und anderen Akademikern als eBook und gedrucktes Buch. Die Verlagswebsite www.grin.com ist die ideale Plattform zur Veröffentlichung von Hausarbeiten, Abschlussarbeiten, wissenschaftlichen Aufsätzen, Dissertationen und Fachbüchern.

Besuchen Sie uns im Internet:

http://www.grin.com/

http://www.facebook.com/grincom

http://www.twitter.com/grin_com

Die Cholera unter Berücksichtigung sozialhygienischer und sozialmedizinischer Aspekte

Kirsten Hermes

Inhaltsverzeichnis:

Vorwort:

Die Intention, eine Arbeit über die Infektionskrankheit Cholera in Verbindung mit sozialhygienischen und sozialmedizinischen Faktoren zu schreiben, entstand einmal aus dem Interesse heraus, daß im Zuge eines fast täglich wachsenden Angebots an Entwicklungen in der Krankheitsbekämpfung auf dem medizinischen Sektor, (Sequenzierung des humanen Genoms und technologische Entwicklungen), es geradezu paradox erscheint, daß sich eine steigende Zahl von „ausgerottet" geglaubten Krankheiten, wie der der Cholera weiterhin manifestieren kann und rezidivierend auftritt. Unter anderen Gründen werden dafür auch die Verarmung, Hunger, Kriege, Flucht und Vertreibung und die damit verbundenen sozioökonomischen und sozialhygienischen Bedingungen vor allem in der sogenannten „Dritten Welt" verantwortlich gemacht. Zum anderen rückte die Cholera in jüngster Zeit durch Erdbeben in Guatemala und Indien, sowie durch endemische Ausbrüche in Südafrika in den erneuten Blickpunkt des öffentlichen Interesses.

Kirsten Hermes

1.0 KLINISCH-PATHOLOGISCHE ASPEKTE DER CHOLERA:

Die Cholera, von griech. *kholera* (Gallenfluß), ist eine akute Erkrankung des Dünndarms, welche durch die Besiedlung von *Vibrio cholerae[1]* einem Bakterium, ausgelöst wird. Die Krankheit ist charakterisiert durch ein epidemisches Auftreten, verläuft in schweren Fällen durch massive Diarrhoen mit schnellem Verlust großer Flüssigkeits- und Elektrolytmengen, und können unbehandelt innerhalb kürzester Zeit zum Tod des Erkrankten führen.

1.1 Der Erreger *Vibrio Cholerae*:

Der Erreger der Cholera ist *Vibrio cholerae*, welcher zu dem wichtigsten Vertreter der Vibrionen gehört. Die Spezies umfaßt drei humanpathogene Arten (Biovare):

- *Vibrio cholerae* biovar *cholerae* (klassischer Choleraerreger)
- *Vibrio cholerae* biovar El Tor[2] (seit 1961 dominierender Cholera-Erreger)
- *Vibrio cholerae* O 139 (Ende 1992 erstmals aufgetreten)

Die Choleravibrionen sind kommaförmig gekrümmte, ca. 1,5-4 μm x 0,2–0,4 μm lange, außerordentlich bewegliche, gramnegative Stäbchenbakterien mit einer monopolar angeordneten Geißel (vgl. OETHINGER 1994, 66). In frischem Untersuchungsmaterial wie z. B. Stuhl oder Erbrochenem, sind sie unter dem Mikroskop typischerweise fischzugartig angeordnet. Die Erreger lassen sich auf einfachen Nährböden innerhalb von 24 Stunden in einer aeroben Atmosphäre nachzüchten, und sind empfindlich gegen Trockenheit und bis 70 °C. lebensfähig. Sie haben vor allem zwei Eigenschaften, die sich für eine Anzucht aus dem Keimgemisch der Stuhlflora ausnutzen lassen: die „Vorliebe"[3] für eine Umgebung mit hoher Salzkonzentration (Halophilie), und die ebenso hohe Toleranz für eine alkalische Umgebung, bei einem pH- Wert von ca. 9. Durch Säuren dagegen werden sie inaktiviert- weshalb die Magensäure vor kleinen Mengen aufgenommener Cholerabakterien schützt („natürliche Barriere") und die Infektion sich nur bei einer hohen Infektionsdosis manifestieren kann.

1.2 Pathogenese und Krankheitsbild:

---

[1] A. a. O.
[2] 1905 von *Gotschlich* als neue Variante von *Vibrio cholerae* in El Tor, einer Quarantäne Station am Golf von Suez, benannt.
[3] Anmerkung der Verfasserin

Die Erreger werden oral durch kontaminiertes Trinkwasser oder auch Nahrungsmittel, wie z. B auch in Fisch und Schalentieren aufgenommen und gelangen, wenn die Säurebarriere des Magens überwunden wurde, in den Dünndarm, in welchem das Bakterium durch den dort herrschenden hohen alkalischen pH-Wert ein gutes Wachstumsmillieu vorfindet. Dort durchdringen die Vibrionen aufgrund ihrer Beweglichkeit durch die Bildung eines Exotoxins[1], eine von ihnen selbst produzierten Muzinase, einem Enzym, die Darmepithelzellen und lösen dort eine Funktionsstörung der Zellen aus →(Enterotoxin[2]) (vgl. OETHINGER 1994, 66). Es kommt zu einer Hemmung bestimmter Elektrolytpumpen, so daß es zu einem Verlust von Natrium, Kalium und Chlorid ins Darmlumen kommt. Nachfolgend wird Wasser in den Darm abgegeben, was zu den typischen sekretorischen Diarrhoen (Reiswasser-Stühle) führt. Eine Schädigung der Schleimhautzellen tritt dabei nicht auf (vgl. ROBERT-KOCH-INSTITUT 1999, Steckbriefe seltener und „importierter" Krankheiten, 1). Abhängig von der Toxinproduktion fällt die Symptomatik mehr oder weniger stark aus.

Nach einer Inkubationszeit von 2-5 Tagen beginnt die Erkrankung vorerst mit starker Übelkeit, Erbrechen und zunehmend weicher Stuhlentleerungen bis zu den bereits beschriebenen „reiswasserartigen" Durchfällen. Die ausgeschiedenen Flüssigkeitsmengen können 20 Liter pro Tag erreichen. So entwickelt sich eine Flüssigkeitsunterversorgung des Körpers (Exsikkose), mit folgender Azidose[3] und Elektrolytentgleisung (vgl. ebd). Erstes Symptom der Austrocknung ist vielfach Heiserkeit. Der Patient trübt zudem mehr und mehr ein Es kann dann zu Muskelkrämpfen in den Waden, zu Nierenversagen (Oligurie, Anurie[4]) und später zum Kollaps kommen. Weiterhin kann das Blut durch den Flüssigkeitsmangel so eingedickt sein, daß es zu Gefäßverschlüssen führt. Weiterhin leidet der Erkrankte unter Tachykardie[5] und Hypotonie. In den schwersten Fällen kann ein Erkrankter schon innerhalb einer Stunde nach Einsetzen der Symptome einen sehr niedrigen Blutdruck entwickeln und innerhalb von 2-3 Stunden versterben (Cholera siderans). Die Gesichtsfarbe des schwererkrankten Patienten (Cholera asiatica) erhält eine grau, bläuliche Farbe, was zu dem Ausdruck des „blauen Todes" (vgl. STICKER 1912, 3ff), geführt hat.

---

[1] Siehe Anhang
[2] Siehe ebd.
[3] Siehe ebd.
[4] Siehe ebd.
[5] Siehe ebd.

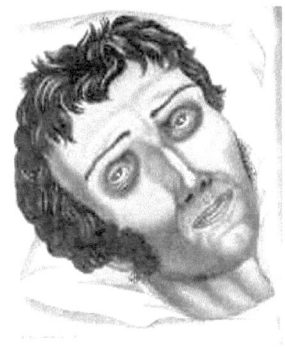

Abb. 1:
Zeitgenössisches Portrait eines Cholerakranken
von 1832 (nach GESUNDHEITSAMT
Garmisch, Deutsches Hygienemuseum 1995)

Die Letalität liegt bei unbehandelten Fällen um 60%, bei der durch *Vibrio El Tor* verursachten Form verläuft die Cholera milder als bei der klassischen Cholera. Der Krankheitsmechanismus ist hierbei der gleiche wie der bei der klassischen Cholera (vgl. ROBERT-KOCH.INSTITUT 1999, Steckbriefe seltener u. „importierter" Krankheiten, 1).

1.3 Therapie und Prophylaxe:

Bei der Therapie hat vor allem eine schnelle Substitution von Flüssigkeit und Elektrolyten sowie Glucose zu erfolgen. Für die Therapie in Endemiegebieten, in denen ausreichende Mengen intravenöser Infusionsflüssigkeit nicht zur Verfügung stehen, hat die WHO eine oral zu verabreichende Salz- und Glucoselösung in Wasser entwickelt.

Diese besteht aus folgenden Komponenten: (nach WHO 2000, 1)

| Glucose | 20,0 g/l | Natriumchlorid | 3,50 g/l |
| Natriumbikarbonat | 2,50 g/l | Kaliumchlorid | 1,50 g/l |

Hierbei ermöglicht Glucose durch spezielle Pumpen in der Zellmembran die Aufnahme von Natriumionen in die Dünndarmzellen. Den aufgenommenen Natriumionen und der Glucose folgt Wasser in die Zellen. Mit dieser Lösung ist es möglich, Flüssigkeitsverluste durch den Dünndarm auszugleichen. In schweren Fällen werden pro Tag etwa 7 Liter mit der intravenösen Therapie ersetzt (vgl. OETHINGER 1994, 67).

Die Gabe von Antibiotika spielt hierbei eine untergeordnete Rolle. Nach der vom ROBERT-KOCH-INSTITUT, Steckbriefe seltener und „importierter" Krankheiten, 1999 herausgegebenen Empfehlung sind es hier „[...] Gyrasehemmer, Tetracycline, Cotrimoxazol, Chloramphenicol". Sie töten die Bakterien im Darm ab, ersetzen jedoch nicht den Flüssigkeitsverlust.

OETHINGER meint weiter, „[...] Hauptreservoir und wichtigste Infektionsquelle ist der Mensch [...]"
(1994, 67). Neben den Kranken, die massenhaft Choleravibrionen ausscheiden, spielen „[...] symptomlos
Infizierte oder wieder gesunde Ausscheider eine bedeutende Rolle [...]" (ebd.).

Die Erreger werden wie beschrieben, meist indirekt (fäkal-oral) durch Nahrungsmittel und vor allem
Trinkwasser übertragen. Daraus erklärt sich die Tatsache, daß die Cholera heute überwiegend in Ländern
mit unbefriedigender Lebensmittel-, Trinkwasser- und Abwasserhygiene auftritt[1].
Vorbeugende Maßnahmen gegen eine Infektion sind: die Festellung und Isolierung der Infektionsquelle
und damit Beseitigung des Infektionsherdes. Die Cholera gehört zu den international vorgeschriebenen
vier Quarantänekrankheiten[2] (Cholera, Pest, Pocken und Gelbfieber). Die Quarantänisierung ist bei
Verdacht auf Cholera auf fünf Tage gesetzt. In Deutschland muß dem Bundesgesundheitsamt der
Verdacht auf eine Erkrankung, die Erkrankung selbst, der Tod daran und das Ausscheidertum also der
Patient, der im Stuhl Cholerabakterien ausscheidet, gemeldet werden (vgl. AUSWÄRTIGES AMT 2001,
2ff).
Eine Schutzimpfung mit abgetöteten Cholerabakterien, also eine aktive Impfung verleiht einen nur auf 3-
6 Monate dauernden Schutz, wobei die Schutzrate nur bei 50-60% liegt. Eine Impfung ist bei einem
hohen Infektionsrisiko im jeweiligen Land sowie einer hohen Expositionsrate (durch beispielsweise eine
Tätigkeit in Flüchtlingslagern) indiziert. Die WHO empfiehlt eine Schutzimpfung seit ein paar Jahren
nicht mehr. Es werden in endemisch befallenen Gebieten Impfungen jedoch bei der Einreise oder Transit
per Nachweis (vgl. KLINISCHE ABTEILUNG d. Bernhard-Nocht-Instituts f. Tropenmedizin 2001,
ROBERT-KOCH-INSTITUT Pressemitteilung/Impfempfehlung der STIKO 2001), verlangt, und in
„gefährdeten" Gebieten auf Vorbeugemaßnahmen wie „Cook it, Peel it or leave it!" (AUSWÄRTIGES
AMT 2001, 2ff), sowie andere die Nahrungsmittel- und persönliche Hygiene betreffende Maßnahmen,
wie abgekochtes Wasser, keinen Verzehr von Meeresfrüchten, Obst und Gemüse nur geschält zu
verzehren sowie die häufige Reinigung der Hände u. s .w. verwiesen (vgl. ebd.).
Neuere Impfstoffe, die die Bindung des Toxins an die Darmschleimhaut verhindern, sind in der
Erprobung bzw. in Deutschland noch nicht zugelassen. Sie ersetzen jedoch nicht die hygienischen
Vorbeugemaßnahmen.

2.0 DIE CHOLERA IM GESCHICHTLICHEN RÜCKBLICK:

Die Cholera wird schon seit Jahrtausenden als „Geißel" der Menschheit bezeichnet. So sind die Berichte
des griechischen Arztes *Hippokrates* (460-370 v. Chr.) überliefert, in denen er die Symptomatik der

---

[1] A. a. O.
[2] lat.*quaranta*= vierzig

Krankheit beschreibt als „[...] starker Durchfall über mehrere Tage hinweg, Krämpfe, eingesunkene Augen, stockender Harn, Kraftlosigkeit [...]" SCHADEWALDT 1994, 101). Da allerdings auch andere Krankheiten wie Ruhr oder Typhus ähnliche Symptome verursachen, ist es heute als eher unsicher zu betrachten, ob *Hippokrates* tatsächlich den Fall eines Cholerapatienten beschrieb (vgl. ebd). Erst im 15. Jahrhundert erfolgten Berichte über eine akute epidemische Durchfallerkrankung, die vermutlich mit der Cholera gleichzusetzen ist. Sie soll 1438 eine komplette Armee vernichtet haben. Chinesischen Schreibern zufolge wurde die Cholera 1669 von Indien nach China eingeführt (vgl. BÖLLERT 1987, 15). Den geographischen Ursprung der Cholera vermutet man auf dem indischen Subkontinent im Flußdelta des Ganges, von dem es durch Handelsschiffe oder auch über den Landweg weiter verbreitet und mehrfach auch nach Europa durch Pilgerzüge und Truppenbewegungen gebracht wurde. Im Laufe der Zeit ist es von diesem Ursprungsort zu großen Pandemien[1] gekommen.

2.1 Die großen Pandemien des 19. und 20. Jahrhunderts:

Die folgende Auflistung zeigt die zeitlichen und geographischen Abläufe der großen Pandemien:

Abb. 2:

Die großen Seuchenzüge der Cholera (nach *Sticker* in: SCHADEWALD 1994)

1. Pandemie	1817-1838	1817 Indien, Persien, Syrien, Arabien, Ägypten
		1823 China, Ozeanien, Kleinasien
		1830 Rußland
		1831-1836 Europa
		1838 Nordafrika
2. Pandemie	1840-1864	1840 Indien, Persien, Syrien, Arabien
		1841 Rußland
		1847-1858 Europa
3. Pandemie	1863-1875	1863 Südasien, Suez, Ägypten
		1865 Europa
4. Pandemie	1881-1896	1881 Indien
		1884 Südeuropa,
		1886 Nordeuropa (schwächer)

---

[1] A. a. O.

		1888 Argentinien, Chile
5. Pandemie	1899-1914	1899 Indien
		1900 Persien, Ägypten
		1902 China, Japan, Europa (schwach, nur punktuell)
		1908 Rußland
6. Pandemie	1940-1950er	globale Verbreitung: Ausgangspunkt unklar; Schwerpunkt: Slums in Südamerika Rio de Janeiro), Santiago
7. Pandemie	seit 1960er	erstmals Auftreten des *Vibrio cholerae El Tor*, Ostasien, Südamerika

2.2 Damaliger Wissensstand und der Streit um die Choleraätiologie:

Die Frage nach der Entstehung der Cholera bewegte die Menschen bereits längst zuvor sie etwa nach Deutschland gelang. Regierungen schickten Ärzte in die betroffenen Gebiete, um die Krankheit studieren zu können. Die Aufzeichnungen englischer Ärzte, die bereits über längere Erfahrungen aus z. B Indien verfügten, gewannen das größte Interesse dabei (vgl. PETZOLD 1974, 7). Daraus bildeten sich die verschiedensten Meinungen heraus: Viele sahen in der Cholera eine Krankheit, die durch ein „Contagium vivum[1]", aus der sich später die <u>Kontagionisten</u> bildeten, übertragen würden. Andere meinten, daß die Ursachen „[...] Erkältung (Mangel an zweckmäßiger Fußbekleidung, feuchten Wohnungen, Übernachtungen in frisch gescheuerten Stuben und Kammern) und in psychischer Veranlassung (Furcht, Angst, Schreck, Gram, Widerwillen und Ekel) [...]" nach *Wallmüller* 1838, in: PETZOLD, ebd.). Wieder andere glaubten, an ein „Miasma[2]", welches der Krankheitsauslöser sein sollte, und diese vor allem durch Ausdünstungen des Bodens mit den Verwesungsvorgängen geschehe →<u>Miasmatiker</u>. Die beiden Gruppen der Miasmatiker und der Kontagionisten konnten sich später herausbilden, und standen in starker Konkurrenz miteinander, wobei jede Gruppe die andere mit immer neuen Ergebnissen überzeugen wollte.

Der wichtigste Vertreter der Miasmatiker war *Max von Pettenkofer*, ein Chemiker, der seine Bodentheorie vor allem auf die 1854 gemachten Erfahrungen während der Choleraepidemie in München berief. *Pettenkofer's* großer Verdienst liegt vor allem darin, daß er die Anfänge der modernen Epidemiologie und Hygiene erschuf, da er die hygienischen Zustände und die Lage der Häuser in den betroffenen Straßen untersuchte. Er stellte fest, daß das Zusammenleben vieler Menschen auf kleinem Raum unter den damals herrschenden baulichen und hygienischen Bedingungen ungesund sei (vgl. PETZOLD 1974, 13). Diese Erkenntnis ist zum heutigen Zeitpunkt als wichtig für die Vorrausetzungen für die Entstehung der

---

[1] Lat für: lebender Überträger
[2] Griech. für: Befleckung

Ausbreitung der Cholera zu sehen. Weiterhin versuchte er, die Entstehung des Miasmas zu verhindern, indem er für ein System von Abzugskanälen für die Bodenentwässerung und den Bau von Wasserleitungen sorgte. Viele Punkte seiner Theorie jedoch, wie die strenge Bezogenheit auf das Haus und sein Irrtum, daß die die Choleraausbreitung begünstigenden Umweltbedingungen die direkte Ursache der Erkrankung seien, konnten durch die Schule *Robert Kochs* und der Entdeckung des Choleraerregers *Vibrio comma* 1883 erst widerlegt werden. Jedoch erkannte *Pettenkofer* diese Theorie von *Koch* nicht an und bestritt auf das heftigste einen Zusammenhang der Cholera mit dem Trinkwasser (vgl. STICKER 1912, 24). Auch die Untersuchungen von *Snow* (1813-1858), in London 1854, in denen die richtungsweise Entdeckung des Übertragungsweges und der Erkrankung des Darms durch den Kot Infizierter über das Trinkwasser dargestellt wurde, konnte *Pettenkofer* nicht überzeugen, wobei es unklar blieb, ob er den Bericht von *Snow* nicht gelesen hatte oder nicht anerkennen wollte (vgl. SCHADEWALDT 1994, 104). Der Streit gipfelte in einem Selbstversuch 1890 von *Pettenkofer*, in dem er „[...] eine Reinkultur von Komma- Bazillen, wodurch er die Unwichtigkeit der Kochschen Entdeckung beweisen wollte [...]" (vgl. ebd.) trank. Er überlebte diesen Versuch, wobei es bis heute nicht klar ist, weshalb dieser Versuch für ihn nicht pathogen verlief.

So setzten sich die Kontagionisten durch und die Lehre der Miasmatiker wurde dadurch fast ganz verdrängt.

2.3 Die Bedeutung Robert Kochs für die Cholerabekämpfung:

Durch die Betonung auf die Bakteriologie in der Choleraforschung kam es zu großen Fortschritten in der Erregerspezifizierung und der Serologie, den Impfmöglichkeiten und der Immunologie.

Im Jahre 1883, als die Cholera in Ägypten wütete und Europa bedrohte, schickte die deutsche Regierung *Robert Koch* (1843-1910) an der Spitze einer Expertengruppe in das Seuchengebiet zur Erforschung der Krankheitsursache. Bei der Ankunft war die Krankheit bereits im Abklingen , so daß nur noch 10 Choleraleichen seziert werden konnten. Im Stuhl der Leichen fand *Koch* ein „[...] sich schnell bewegendes kommaartiges Gebilde [...]" (vgl. SCHADEWALDT 1994, 105), den er als „*Vibrio comma*" oder „*Vibrio cholerae*" benannte. Aus dem Mangel heraus weitere Forschungen vornehmen zu können, reiste er nach Indien. In Kalkutta angekommen, fand sich reichlich Untersuchungsmaterial. Hier konnten die ersten Reinkulturen gezüchtet, und die Infektionsquellen gefunden werden. Er fand Wassertümpel, in denen sich die Einheimischen wuschen, badeten, ihre Notdurft verrichteten und ebenso ihr Trinkwasser bezogen. Mit den Untersuchungsergebnissen kam Koch 1884 nach Deutschland zurück und wurde wenig später zum Cholerakommissar berufen (vgl. ebd.). Bei Ausbruch der großen Choleraepidemie 1892 in

Hamburg wurde er um Rat gefragt[1]. Er selbst besuchte die Stadt und faßte seine Eindrücke über die hygienischen Zustände mit den Worten, „Meine Herren, ich vergesse, daß ich in Europa bin." (JÜTTE 1997, 10) zusammen.

Später regte er die Bildung einer Organisation zur Bekämpfung von Seuchen an. Er gab Richtlinien für die Hygiene des Bodens, der Luft und des Wassers heraus, fungierte als medizinischer Berater bei der Seuchengesetzgebung im Jahre 1905 und versuchte, manche der unsinnigen Bestimmungen zur Abwehr der Cholera abzuändern, so im Jahre 1884 die Restriktionen im Reiseverkehr während einer Epidemie und erklärte die Einschränkungen des Waren- und Güterverkehrs aus choleraverseuchten Gebieten für nicht erforderlich. Er kam vielmehr zu der Erkenntnis, daß in Städten mit einer geregelten Wasserversorgung und Schmutzwasserbeseitigung die Einschleppung eines Cholerafalles keine so große Gefahr wie früher darstelle (vgl. PETZOLD 1974, 17).

3.0 DER EINFLUß STÄDTEHYGIENISCHER UND SOZIALER FAK-TOREN FÜR DIE AUSBREITUNG DER CHOLERA:

Die klassische Cholera stellt ein „Schulbeispiel[2]" für die epidemiologische Bedeutung von Umweltfaktoren bei Infektionskrankheiten dar. Die Chance des Erregers, von einem Wirt in den anderen zu gelangen, erhöht sich erheblich, wenn die Umweltverhältnisse, wie z. B. enger (räumlicher) Kontakt, mangelnde Körperhygiene, ungenügende Beseitigung von Fäkalien, feuchtem Untergrund, unzureichende Trinkwasserversorgung und auch verseuchte Lebensmittel dafür günstige Bedingungen und Voraussetzungen schaffen (vgl. SCHADEWALDT 1994, 103).

Da der Erkrankte durch die zunehmend unkontrollierbaren Durchfälle und die steigende Benommenheit nicht mehr in der Lage ist, seinen Stuhl hygienisch abzusetzen, auch durch die Verhältnisse wie fehlender Aborte und Abwasserbeseitigung, werden ebenso Pflegepersonen und Familienangehörige durch den direkten Kontakt umso mehr gefährdet, da sie in räumlicher Beengung mit dem Kranken leben (vgl. PETZOLD 1974, 48). Zudem haben sie meist auch nicht die erforderlichen Mittel, um eine hygienische Entsorgung von beispielsweise Wäsche oder anderer Materialien zu gewährleisten. Für die Empfänglichkeit des Wirtes und seine Widerstandskraft ist ebenso dessen allgemeiner Gesundheitszustand von Bedeutung. Durch Armut und Hunger oder andere Krankheiten geschwächte Personen erkranken eher, schwerer und häufiger mit letalem Ausgang, als vorher gesunde. Dabei spielt auch das Lebensalter eine Rolle; Säuglinge und Kleinkinder sowie alte Menschen sind mehr gefährdet als andere Altersgruppen.

---

[1] A. a. O.
[2] Anmerkung der Verfasserin

Diese allgemeinen epidemiologischen und ökologischen Besonderheiten führen zu einem Verständnis der Tatsache, daß die Cholera sich vor allem dort entwickeln kann, wo der Lebensstandard der Bevölkerung niedrig ist, in denen hygienischen Vorraussetzungen fehlen oder nur in ungenügendem Maße vorhanden sind.

3.1 Die Choleraepidemie von Hamburg 1892:

Trotz der Erkenntnisse *Kochs* 10 Jahre vorher, kam es im August 1892 zu einem verheerenden Choleraausbruch in Hamburg, bei dem insgesamt 16.956 Personen erkrankten und 8.605 starben (vgl. GESUNDHEITSAMT 1995, 10). Der ungefilterte Bezug von Trinkwasser aus der Elbe, in die wiederum unbehandelt Fäkalien eingeleitet wurden, und die katastrophalen hygienischen Zustände im eng bebauten Gängeviertel der Hansestadt, begünstigten die Ausbreitung der Cholera.

Hamburg war in den neunziger Jahren des vergangenen Jahrhunderts bereits an eine Kanalisation angeschlossen, welches durch ein Rohrleitungssystem in „Wasserkästen" in die Häuser führte. An dieses System waren jedoch nicht alle Häuser einbezogen, da es vor allem eine finanzielle Frage der Bewohner und auch die hygienische Unkenntnis darstellte, einmal an dieses System angeschlossen zu sein und weitergehend die Behälter auch regelmäßig zu reinigen. Die zentrale Entnahmestelle des Wassers lag zwar 2 Km oberhalb der Stadt, wurde aber bei Flut regelmäßig mit verschmutztem Hafenwasser überschwemmt. Bei ungünstigen Windverhältnissen und dem Rückstau des Elbwassers, gelang das Elbwasser stromaufwärts bis nach Rothenburgsort zur Wassereinleitung (vgl. ebd.). Durch den Umstand, daß jedoch nicht alle Häuser an das Abwassersystem angeschlossen waren, kam es regelmäßig zu den Einleitungen von Abwässern und den darin enthaltenen Ausscheidungen der Bewohner in die Fleete und die Gossen.

Koch, der während dieser Zeit in die Hansestadt gerufen wurde, machte dem zuständigen Gesundheitsministerium berechtigte Vorhaltungen, welche zu einer Berufung einer „Cholera-Commission" (vgl. ebd.) führte, die wiederum überall in der Stadt Anschläge anbrachten, in denen vor dem Genuß des verseuchten Elb- und Leitungswassers gewarnt wurde. Um die Versorgung der Bevölkerung weiterhin sicherzustellen, ließ man 68 Wasserwagen durch die Stadt fahren und nahm 43 Stellen zum Abkochen von Wasser in Betrieb. Ein weiterer Schwerpunkt war ein umfangreiches Desinfektionsprogramm, indem Häuser und Wohnungen, in denen sich Erkrankte aufgehalten hatten, mit Chlor[1], Lysol und Karbol gereinigt wurden.

Statt einer Filtrieranlage, die zur damaligen Zeit bereits bekannt war, befürworteten Senat und Bürgerschaft zur selben Zeit den Ausbau des für den Handel wichtigen Zollhafens und die Errichtung

---

[1] Siehe Anhang

eines repräsentativen Rathauses. Hamburg war seit eines großen Brandes im Jahre 1842 mit der Wiederherstellung und dem Neuaufbau der Innenstadt begriffen (vgl. FREIE UND HANSESTADT HAMBURG 1992, 8 ff). Die Stadt war, aus damaliger Sicht, in den neunziger Jahren von neuer Bausubstanz bestimmt.

3.2 Soziale Lage der Bewohner und deren Wohnverhältnisse:

Hamburg befand sich zu dieser Zeit an einem Höhepunkt des Industriellen Zeitalters. Um Hamburg herum entstanden viele Fabriken und der Ausbau des Hafens, der durch die Erweiterung von Gleisanschlüssen und anderen der Entstehung eines Freihafens förderlichen Bauten, eine große Arbeiterschicht entstehen ließ. Deren Lebensverhältnisse waren durch einen 12-Stunden-Tag bestimmt, in denen es keine Mindestlöhne, keinen Kündigungsschutz und ebenso keine Arbeitslosenversicherung gab. Die Krankenversicherung wurde 1883, die Unfallversicherung und Alterssicherung erst 1889 eingeführt worden (vgl. ebd.).

Diejenigen Menschen, die körperlich hart arbeiteten, wurden folglich schmutziger und schwitzten mehr als andere, wurden jedoch gleichzeitig für diese geringerwertige Arbeit schlechter bezahlt. Die Einstellung, daß Müßiggang und Besitz sowie die Meidung von körperlicher Arbeit hoch angesehen waren, und es auch heute noch verbreitet sind, führte zu diesem Umstand. Die Möglichkeiten, sich nach getaner Arbeit der persönlichen Körperhygiene und der Sauberkeit der individuellen Lebensumgebung, wie z. B. der Wohnung zu widmen, hing in erster Linie von der sozialen Stellung ab. Die schlechtere Bezahlung und eine ungesicherte Stellung in abhängigen Tätigkeiten, führte zwangsläufig zu engeren Wohnverhältnissen, in denen es an erforderlichen Wasch- und Toilettenanlagen fehlte und mehrere Bewohner eines Hauses ein außerhäusiges Klosett im Hinterhof benutzten, welches in einen Graben hinter dem Haus führte (vgl. MOSSE/TUGENDREICH 1913, 535 ff). Es waren durch den Wiederaufbau der Hansestadt zwar viele neue Bauten errichtet worden, jedoch wurde aus Kostengründen auf eine übertriebene Platzausnutzung geachtet. Trotz der Erfahrungen des viertägigen Brandes 1842 und den daraus entstandenen Brandschutzbestimmungen und den entsprechenden Bauverordnungen, waren Bewohner aus finanziellen Gründen darauf angewiesen, zusätzlich Einlogierer aufzunehmen oder die Wohnung mit einer weiteren Familie in engen, oft halbdunklen Räumen zu teilen. Zudem wurde erst 12 Tage nach Ausbruch der Krankheit bekannt, daß Wasser abzukochen sei. Auch hier wird der soziale Aspekt deutlich, da die ärmeren Menschen weder Geld noch Zeit hatten, sich genügend Brennmaterial zu besorgen.

In dem Bericht des Medizinal-Inspektorrats von 1892 ist durch eine Untersuchung der MorbiditätMortalität in Verbindung mit der Wohnlage und dessen Steuerzahler festgestellt worden, daß

[...] die Cholera asiatica vorwiegend eine Krankheit der Minderbemittelten ist [...]"
(MOSSE/TUGENDREICH 1913, 542).

Die folgenden Übersichten zeigen die zahlenmäßigen Zusammensetzungen: (nach
MOSSE/TUGENDREICH 1913, 542)

Abb. 3:

Übersicht der Steuerzahler und an Cholera erkrankten/gestorbenen, (Merkmale fett darg).

Steuerzahler im Jahre 1891	Anzahl der an Cholera		Auf je 1000 Steuerzahler kamen an Cholera	
	Erkrankten	Gestorbenen	Erkrankte	Gestorbene
Über 800-1000 M. **28647**	3264	1772	**114**	**62**
„ 1000-2000 M. **43848**	**4396**	**2425**	100	55
„ 2000-3500 M. **14544**	685	389	47	27
„ 3500-5000 M. **6125**	243	135	40	22
„ 5000-10000 M. **5649**	175	88	31	16
„ 10000-25000 M. **3328**	60	32	18	10
„ 25000-50000 M. **1182**	20	13	17	11
„ 50000< M. **834**	5	4	6	5

Abb. 4:

Übersicht des Distrikts pro Einkommen und Erkrankung (vgl. ebd.)

Distrikt		Auf 1000 Bewohner kamen	
		Erkrankungen	Todesfälle
Harvestehude	3155,6 M.	**10,11**	**4,48**
Rotherbaum	2310,8 M.	11.33	**5,91**
Hohenfelde	1320,5 M.	18,43	8,47
Uhlenhorst	1196,3 M.	27,06	14,78
Hamm	716,7 M.	31,46	16,82
Altstadt Südertheil	688.3 M.	31,28	14,09
Altstadt Nordertheil	644,8 M.	34,17	17,52

St. Georg Nordertheil	653,7 M.	21,65	10,54
St. Georg Südertheil	653,7 M.	29,33	16,17
Neustadt Nordertheil	638,7 M.	29,40	13,90
Winterhude	606,0 M.	20,80	12,57
Eilbeck	576,5 M.	23,97	13,56
Eimsbüttel	563,0 M.	18,54	10,76
Borgfelde	554,8 M.	27,31	14,54
Eppendorf	479,2 M.	21,63	11,46
St. Pauli	421,7 M.	25,03	12,56
Barmbeck	336,3 M.	30,97	15,67
Neustadt Südertheil	332,8 M.	39,58	19,91
Billwärder Ausschlag	270,9 M.	40,13	24,16

4.0 DIE ÜBERTRAGBARKEIT AUF HEUTIGE VERHÄLTNISSE?

Die Mißstände, die in den vorangegangenen Jahrhunderten in Deutschland herrschten, sind beseitigt worden. Die Städte und ländlichen Gebiete wurden kanalisiert und eine geregelte Müllabfuhr ist heute Gang und Gebe. Von den Häusern, die vor dem 1. Weltkrieg gebaut wurden, sind nur noch sehr vereinzelt, wie z. B. in Berlin, Wohnungen mit Toiletten oder auch Waschgelegenheiten auf dem Flur vorhanden. Wenn es heute hygienische Mißstände gäbe, würde ein hochentwickeltes Gesundheitswesen, gestützt auf ausreichende gesetzliche Grundlagen und moderne diagnostische und therapeutische Mittel, jederzeit in der Lage sein, eine Einschleppung rechtzeitig zu erkennen und größere Ausbrüche, wie der in Hamburg, zu verhindern wissen.

Dennoch wurde die Cholera nicht, wie die Pocken, ausgerottet. 1991 erreichte *Vibrio cholerae El Tor* Peru, bei dem in den folgenden drei Jahren Millionen Südamerikaner erkrankten und Tausende starben. Im Oktober 1992 trat ein neuer Stamm, *Vibrio cholerae O 139*[1] seinen „Feldzug" im indischen Madras an, von dem außerdem bekannt wurde, daß er längere Zeit in Meerwasser überdauern kann. Nur 6 Monate

---

[1] Siehe auch S. 5

nach der Entdeckung traten Fälle mit dieser Erregerart in Thailand auf. Die Ursache für die schnelle Verbreitung mögen in den vielfach gestiegenden Reisemöglichkeiten der vor allem letzten 30 Jahre sowie im gleichzeitig angestiegenden Warenverkehr liegen (vgl. GIERKE 1998, 1). Das große Ausmaß der Krankheit in Entwicklungsländern ist jedoch vor allem durch die persistierende Armut bedingt.

Der Bevölkerungszuwachs und die damit verbundenen Probleme geht hierbei auch auf die westliche Medizin zurück, die die Kindersterblichkeit reduzierte und die Lebenserwartung erhöhte. Der medizinische Fortschritt wurde jedoch nicht von einem entsprechendem Anstieg der Einkommen und sozialer Sicherheit begleitet. Arme Gesellschaften- vor allem in Südostasien und Afrika, südlich der Sahara- haben es versäumt mit der medizinischen Entwicklung Schritt zu halten. Die Regierungen der Entwicklungsländer boten der wachsenden Bevölkerung nur mangelhafte Beschäftigungsmöglichkeiten, da sie die meisten der Angebote von Dienstleistungen und Industrie in die größeren Städte konzentrierten. Die Folge dessen zeigt sich in einer Landflucht, die wiederum zur Bevölkerungskonzentration mit wachsender Verarmung, Zunahme von Verelendung und Slums in den Städten führt (vgl. ebd.). Die Bevölkerung in Bangladesh beispielsweise wuchs von 1972 bis 1997 von 75 auf rund 125 Millionen, also um 66%. Die Einwohnerzahl der Hauptstadt Dharka nahm um 2000% zu. Die Stadt wuchs von 600.000 auf 12 Millionen (vgl. WHO 2000, 8). Eine hohe Bevölkerungsdichte und Mobilität sind ideale Voraussetzungen für die Entstehung und Verbreitung wie der Cholera. Die Riesenstädte der dritten Welt sind mit ihrem verseuchten Wasser, der verschmutzten Luft, dem Fehlen von sanitären Anlagen und der oft ungesunden und vor allem ungenügenden Ernährung eine Brutstätte für z. B. Vibrionen.

Auch die fehlende öffentliche Gesundheitsversorgung und –fürsorge und das mangelnde Know-how im Management mit z. B. Cholera in Entwicklungsländern stellt eine Gefahr dar (vgl. JÜTTE 1997, 11). Inwieweit das mangelhaft vorbereitet zur Verfügung stehende Personal in einem Epidemiegebiet wie in Goma, Ruanda im Jahre 1994 stand, zeigten die Ergebnisse zum Ende der Choleraepidemie. 12.000 Menschen, meist Flüchtlinge starben, obwohl es an technischer Ausstattung wie Rehydrierungsflüssigkeit, Medikamenten, und sonstigen wichtigen Utensilien und Geräten nicht fehlte. Aufgrund mangelnden Wissens im Umgang mit der Rehydrierungsflüssigkeit, (so wurde z. B. „Ringer-Lösung", die intravenös verabreicht wird, oral gegeben), dem inadequaten Einsatz und Gebrauch von Spritzen (falsche Größen), und Medikamenten sowie die fehlende bis mangelhafte Bereitstellung von genügend Betten mit entsprechend hygienischen Vorrichtungen und Wasserknappheit, ließen die Todesrate innerhalb kürzester Zeit hochschnellen.. Zudem waren durch die Resistenz des Erregers auf die üblicherweise verabreichten Medikamente ein Versorgungsengpaß durch desolate Infrastruktur aufgetreten und ebenso auch die falsch bis kontraindizierten Präparate geordert worden (vgl. SIDDIQUE 1995, 359ff).

Nicht nur die Unwissenheit, sondern auch daß Erkennen von Zusammenhängen stößt in Entwicklungsländern auf große praktische Schwierigkeiten, weil einerseits technische Standards, die entsprechenden Informationsleistungen an die Bevölkerung sowie der Ausbau von sanitären Anlagen und die Bereitstellung von sauberem Trinkwasser fehlen, da vor allem die dafür erforderlichen Geldmittel nicht vorhanden sind. Würde beispielsweise die Kindersterblichkeit in der dritten Welt durch bessere Ernährung, sauberes Wasser und gute Luft, Impfungen, medizinisches Wissen und Versorgung sowie eine verbesserte Aufklärung der Eltern reduziert, würden in der Folge weniger Kinder geboren werden. Dies wäre ein erster Schritt in der Beseitigung der Armut. Bisher werden jedoch militärische Macht, Konsumgüter für eine winzige Oberschicht, Prestigeobjekte wie Palast- und Hotelbauten für wichtiger erachtet als die kleinen aber existenziell wichtigen Schritte, die helfen würden, Todesfälle infolge „besiegbarer" Infektionskrankheiten zu verhindern.

5.0 Zusammenfassung und Schlußfolgerung:

Zusammenfassend läßt sich die Cholera, durch das Bakterium *Vibrio cholerae* ausgelöste Infektionskrankheit, als eine Krankheit beschreiben, die für die Ausbreitung Voraussetzungen wie Bevölkerungsdichte, Mobilität und das Vorhandensein von ungenügenden Sanitäranlagen mit fehlender Frisch- und Abwasserbereitung benötigt. Diese Voraussetzungen findet der Erreger vor allem bei Menschen, deren Abwehr durch Armut, Hunger, Flucht und Vertreibung sowie deren demographischen Merkmale wie Säuglinge oder ein hohes Alter und durch vorhandene oder überstandene Krankheiten geschwächt ist, vor. Der soziale Status, wie Einkommen, Wohnlage und dementsprechende Unterkunft der Erkrankten spielt eine ebenso große Rolle im Auftreten der Cholera.

Die im vorigen Jahrhundert vermutete Ätiologie der Cholera, fand in großen Auseinandersetzungen zwischen den Kontagonisten, dessen Vertreter *Robert Koch*, und den Miasmatikern, dem *Max von Pettenkofer* vorstand, statt. Die Entdeckung des Erregers *Vibrio cholerae* durch *Koch*, brachte der Choleraforschung große Fortschritte in der Erregerspezifizierung der Serologie und der Immunologie sowie der Entwicklung von notwendigen Seuchenbekämpfungsvorschriften und deren Vermeidung durch technische Voraussetzungen wie Filtrieranlagen in der Trinkwasseraufbereitung. Obwohl diese positiven Fortschritte in der Bekämpfung der Krankheit unternommen wurden, bestehen weiterhin Schwierigkeiten im Management mit der Cholera, vor allem in Entwicklungsländern. Diese beruhen meiner Meinung nach, auch z. T. auf der ungenügenden Betrachtung der *von Pettenkofer* in ihrer Bedeutung erstmals erkannten Umweltbedingungen. Es fehlt teilweise immer noch an geeigneten Fachleuten , die die Zusammenhänge zwischen dem Auftreten von Cholera und den sanitären Verhältnissen sowie den jahreszeitlichen, (Regen und Trockenheit den tageszeitlichen (Ebbe und Flut) Schwankungen wie auch die Folgen der globalen Erwärmung im Einzelnen aufdecken, und durch geeignete Gegenmaßnahmen, die kostenintensiv sind, beheben. Auch ist das Wissen um die komplizierten Zusammenhänge von Krankheit, Ernährung, Bevölkerungsdichte und Vektoren von Infektionen immer noch nicht vollständig geklärt.

Kriege und Naturkatastrophen herrschen heute in vielen Ländern. Weltweit sind Millionen Menschen auf der Flucht. Armut, Arbeitslosigkeit, Nahrungsmittelknappheit, Unterdrückung und organisiertes

Verbrechen werden immer mehr Menschen zur Flucht bewegen. Industrienationen müßten daran interessiert sein, die Armut in anderen Ländern zu bekämpfen.

6.0 Abbildungsverzeichnis:

7.0 Anhang:

Anurie	(engl. Anuria), Harnausscheidung unter 100 ml per 24 Std. (häufig geht eine Oligurie [1] voraus).
Azidose	(engl. Acidosis), Störung im Säure-Basen-Haushalt mit Abfall des arteriellen pH-Wertes unter 7,36
Chlor	chem. Element, stechend riechendes, (schleimhautreizendes) gelbgrünes, gasförmiges Halogen; Anwendung von Chlorkalk und Chlorwasser als Desinfektionsmittel
Enterotoxin	auf den Verdauungskanal wirkende Toxine von Bakterien versch. Gattungen z. B. Vibrio
Exotoxin [2]	Proteine mit Enzymcharakter, werden dann auch als *Exoenzyme* bezeichnet. Exotoxine, zu denen auch die Enterotoxine gehören, werden von vielen Mikroorganismen synthetisiert und aktiv sezerniert.
Karbol	stechend riechend, zur Flächendesinfektion
Lysol	s. o.
Oligurie	(engl. Oliguria), verminderte Harnausscheidung unter 500 ml per 24 Std.

Quellenangabe:
aus: Pschyrembel Klinisches Wörterbuch, 257. Aufl., Walter de Gruyter, Berlin;
New York:1994

8.0 Literaturverzeichnis:

---

[1] A.a.O.
[2] Aus: Mikrobiologie und Immunologie, M. Oethinger 1994: Ulm, S. 3

Sekundärliteratur:

MOSSE, Max-
TUGENDREICH, Gustav   Krankheit und soziale Lage, Jürgen Cromm, (Hg.) (Originalausgabe
von J.F. Lehmanns Verlag, Mün-chen: 1913), ungekürzte
Neuausgabe, Jürgen Cromm Selbstverlag, Göttingen: 1977

SCHADEWALDT, Hans   Die Rückkehr der Seuchen, Ist die Medizin machtlos?, H.
Schadewaldt, (Hg.) Beiträge von H. Feldmeier, P. Frey, N. Lossau,
K. Sträter und J. Voigt, vgs verlags-gesellschaft, Köln: 1994, S. 97 –
115

STICKER, Georg   Die Cholera, Abhandlungen aus der Seuchenge-schichte und
Seuchenlehre, II. Band, Verlag von Alfred Töpelmann (vormals J.
Riecker), Gießen: 1912,

Periodika:

JÜTTE, Robert in:
Spektrum der
Wissenschaft   Dossier Seuchen, „Seuchen im Spiegel der Ge-schichte", Spektrum
der Wissenschaft, (Hg.), 3/97, Spektrum der Wissenschaft
Verlagsgesellschaft mbH, Heidelberg: 1997, S. 9 ff

Nachschlagewerke:

OETHINGER, M.   Mikrobiologie und Immunologie, Kurzlehrbuch z.
Gegenstandskatalog, 8. völlig neu bearbeitete Auf-lage, M.
Oethinger, (Hg.), 1994 Ulm, Jungjohann Verlagsgesellschaft,
Neckarsulm; Lübeck, Ulm: 1994, Kap. Vibrionen: S. 66 - 67

PSCHYREMBEL   Klinisches Wörterbuch, 257. Aufl., Walter de Gruyter, Berlin; New
York: 1994

Loseblattsammlung:

GIERKE von, Ursula   „Infektionskrankheiten- Geißel der „dritten Welt" ", Krankheit hängt
von sozioökonomischen und öko-logischen Bedingungen ab..,
Themen der Zeit/ Blick ins Ausland, Deutsches Ärzteblatt (Hg.)
1995, Heft 40, vom 2. Oktober 1998

KLINISCHE ABTEILUNG

| d. Bernhard-Nocht-Instituts für Tropenmedizin | Aktuelle Neuigkeiten für die Impfberatung, Stand: 18.01.2001 |

SIDDIQUE, A. K.

"Why treatment centres failed to prevent cholera deaths among Rwandan refugees in Goma, Zaire", Kap. Public Health, The Lancet (Hg.) Vol. 345, February 11 1995, S. 359 – 36

Andere Veröffentlichungen:

BÖLLERT,
Friederike Gundula
Elisabeth

Epidemiologie, Therapie und Impfprophylaxe der Cholera, Inaugural-Dissertation z. Erlangung d. Dok-torgrades d. Hohen Med. Fakultät d. Rheinischen Friedrich-Wilhelms-Universität zu Bonn,/ Aus dem Hygiene- Institut d. Universität Bonn, entliehen in der Staats- und Universitätsbibliothek Hamburg, Bonn: 1987,

PETZOLD, Maria

Die Cholera in Berlin, Inaugural-Dissertation z. Er-langung d. med. Doktorwürde an den Med. Fachbe-reichen d. Freien Universität Berlin/ Aus dem Bundesgesundheitsamt Berlin Max v. Pettenkofer-Institut, entliehen ebd., Dresden: 1974,

FREIE UND HANSE-
STADT HAMBURG,
BAGS, Amt für Gesund-
heits und Veterinärwesen

Broschüre: Hamburg in den Zeiten der Cholera, Erinnerung an die Epidemie von 1892, im Selbstverlag Hamburg: 1992, S. 5-13

Andere Medien:

Internet:

AUSWÄRTIGES AMT (Hg.), Gesundheitsdienst/ Merkblatt Cholera, besucht am 13.02.2001,
http:// www.auswaertiges-amt.de

GESUNDHEITSAMT GARMISCH-PARTENKIRCHEN (Hg.), Cholera-Seuchengeschichte, Deutsches Hygiene-Museum 1995, besucht am 11.12.2000
http://www.garmisch-partenkirchen.com/g...n/cholera

REISEMEDIZINISCHES ZENTRUM, (Hg.), Reisemedizinisches Zentrum „NEWS", Choleraausbruch in Südafrika hält weiter an, vom 29.12.2000, besucht am 15.01.2001
http://www.gesundes-reisen.de/news/aktuell

ROBERT-KOCH-INSTITUT, (Hg.),
Pressemitteilung des Robert-Koch-Instituts, Choleraepidemie in
Zaire und Ruanda: RKI empfiehlt Verhaltensregeln vom 03.08.1994,
besucht am 15.01.2001
Steckbriefe seltener und „importierter" Bakterien, hier: Cholera, von
1999, besucht am 11.12.2000
Epidemiologisches Bulletin, Impfempfehlungen der Ständigen
Impfkommission (STIKO), vom 14.01.2001, S. 10-20, besucht am
15.01.2001
http://www.rki.de

WHO, (Hg.), Fact Sheet N 107/Cholera, March 2000, besucht am
10.02.2001
http://www.who.int/inf-fs

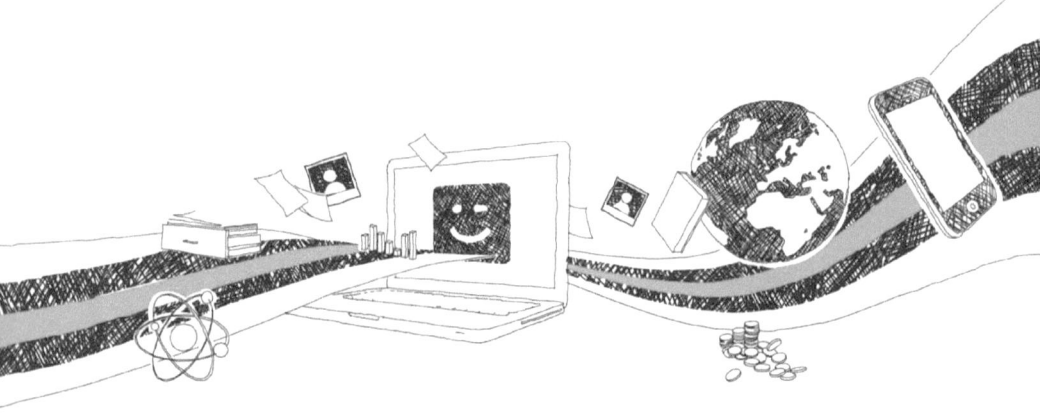